AF585873

FIÈVRE TYPHOIDE

ATAXO-ADYNAMIQUE

CHEZ UN ENFANT DE SIX ANS

(CONVULSIONS; HÉMORRHAGIES INTESTINALES; GUÉRISON)

Par M. le Dr DIETERLEN

ANCIEN INTERNE DES HÔPITAUX DE PARIS

La petite Jeanne D..., âgée de 6 ans, est une fillette habituellement bien portante, mais qui, à la suite d'une coqueluche grave contractée en 1882, est restée un peu délicate et très sujette aux refroidissements. Pendant l'épidémie de rougeole qui régna à Épinal ce printemps (1883), elle fut atteinte, mais légèrement, par la maladie. A peine remise, depuis quelques semaines, au moment où sa santé ébranlée s'affermissait de jour en jour, elle fut prise subitement, et sans cause appréciable, de vomissements répétés, — le 15 mai 1883. Ces vomissements, mis sur le compte d'une indigestion, cessèrent le même jour, mais l'appétit, brusquement arrêté, ne revint pas ; le lendemain et les jours suivants, il était manifeste que l'enfant n'était pas dans son assiette ordinaire : à vrai dire, aucune souffrance, aucun symptôme n'éveillait l'attention, à part la perte de l'appétit, une certaine lassitude et un peu de chaleur à la peau. — Je suis appelé le 21 mai, six jours après les vomissements du début.

La petite malade, un peu triste et irritable, va et vient dans la chambre. La peau, moite, donne au thermomètre 38°7 dans l'aisselle. Il n'y pas eu de frissons. La langue est blanche, sauf sur les bords. C'est là tout ce qu'un examen attentif nous révèle; il n'y a notamment aucun symptôme abdominal (diarrhée, douleur, météorisme), ni rien d'appréciable du côté du thorax ou de la tête. Je jugeai néanmoins suspecte la persistance de la fièvre pendant plusieurs jours, et, bien que privé des signes classiques du début de la fièvre typhoïde, je songeai néanmoins à l'invasion latente de cette maladie. L'enfant fut couchée et mise à la diète lactée après une prise de ricin.

Les jours suivants, il fut bien évident que nous avions affaire à une fièvre continue, mais sans signes autres que l'élévation thermique. Il n'y a ni diarrhée, ni mal de tête, ni douleur de ventre, ni aucun état typhique. La malade, presque gaie dans son lit, ne se plaint de rien, joue avec sa poupée et dort d'un bon sommeil presque toute la nuit. Aussi s'étonnait-on, dans l'entourage de la malade, de nous voir maintenir nos prescriptions un peu sévères et réserver le pronostic. Il nous fallait à nous-même les indications précises du thermomètre pour garder notre foi. En effet, la température oscillait autour de 40°!

Ce n'est qu'à partir du 23 que la fosse iliaque droite devient un peu sensible à la pression et que la rate donne une zone de matité appréciable. En même temps, le ventre se ballonne un peu, le pouls prend du dicrotisme. Nous entretenons la liberté du ventre à l'aide de lavements et de petites doses de ricin; bouillon et lait; cataplasmes sur le ventre; quinine, 0gr,20.

Jusqu'au 26, la maladie suit le cours le plus favorable. Toujours les mêmes apparences trompeuses, sauf en ce qui concerne la température. Celle-ci remonte chaque soir à 40°, mais les rémissions matinales, chaque jour plus marquées, tendent à abaisser le niveau moyen de la courbe graphique. La petite malade est éveillée, presque gaie, se tient souvent assise, sans vertige, et dort, à ses heures, d'un sommeil paisible. Le traitement est continué *ut suprà*.

En somme, jusqu'à cette date, nous avons bien affaire à cette forme insidieuse de la dothiénentérie que caractérisent, ainsi que l'a montré Cadet de Gassicourt, la brièveté de la maladie et son peu de gravité, en rapport avec l'absence presque complète de tous les symptômes typhiques ou autres.

Ce jour là — 26 mai — 10e jour de la maladie, la mère, cédant à un caprice de l'enfant, lui donna, au matin, une tasse de chocolat au lait. Quelques heures après, la fièvre remontait brusquement au-dessus de 40°.

A dater de ce moment, la maladie se transforme ou se renouvelle. C'est, semble-t-il, un typhus d'une extrême malignité qui vient se greffer sur la forme la plus anodine de la fièvre muqueuse.

En effet, le jour même surviennent la prostration, l'état typhique et la diarrhée. On entend aussi pour la première fois quelques râles muqueux dans la poitrine. Le lendemain, la fièvre allant de 40° à 40°5, la prostration s'accentue. La malade, immobile, répond d'une façon incohérente aux questions de sa mère. — Peu de ballonnement, diarrhée modérée. Il n'y a pas, — il n'y a pas encore eu de taches rosées. Le traitement est continué, notamment la quinine; j'ajoute une potion alcoolisée.

Le 28, deux selles involontaires, diarrhéiques.

Jusqu'au 30 (14e jour), même état, avec accentuation de l'état adynamique. La température ne descend pas au-dessous de 40°. — Le pouls, très dicrote, est généralement à 130; la respiration, entre 50 et 60. Les symptômes abdominaux, et surtout le météorisme, ne sont pas très marqués. La langue, saburrale et humide jusque-là, devient maintenant jaunâtre et très sèche.

Le 30, cinq selles, état typhique très prononcé; et, en plus des jours précédents, de la raideur du cou et des membres. Pas d'albumine. J'ajoute, ce jour-là, au traitement, des lotions vinaigrées et trois bains à 30°.

Le lendemain 31, les symptômes ataxiques augmentent : il y a de la carphologie et des secousses des tendons; le corps est continuellement raide et peut être soulevé d'une seule pièce. Depuis deux jours, la ligne thermique reste en plateau, au-dessus de 40°. La respiration est entre 60 et 70, bien que les râles soient peu abondants et nullement en rapport avec les fines bronches. Ce jour-là, les bains tempérés sont continués. Ils ont une influence favorable sur les symptômes ataxiques, la carphologie et les raideurs musculaires disparaissent; mais, après le dernier bain de la journée, surviennent l'algidité, le refroidissement des extrémités, la cyanose des lèvres et une dépression extrême du pouls; d'autre part, la température n'a pas baissé d'une quantité suffisante.

1er juin. — Après le bain de ce matin, lipothymies très inquiétantes. Le corps est souple mais inerte; le pouls irrégulier, filiforme, la respiration à peine perceptible, brève, superficielle, indiquent seuls un reste de vie. Les stimulants sont mis en œuvre sous forme de potion très alcoolisée et de lotions à l'aide d'une solution alcoolisée de quinine.

Le 2 et le 3, l'état de la petite malade nous semble désespéré. La fièvre est toujours excessive et sans rémissions. A l'adynamie a succédé le coma; aux raideurs tétaniques, la résolution complète. A côté de cet état général, les symptômes locaux (météorisme, diarrhée, râles bronchiques) sont insignifiants et paraissent peu en rapport avec la malignité du principe typhique. On se demande même, étant donnés les microbes, en vertu de quelle sélection ils sont arrivés à concentrer leur action toxique presque exclusivement sur les centres nerveux. Nous luttons contre cet état comateux à l'aide des stimulants les plus variés : alcool, éther, frictions, chaleur artificielle, révulsifs, etc.

Le 4, enfin (19e jour), la température redescend au-dessous de 40°, et quelques signes d'activité vitale se manifestent : l'œil est moins terne, les membres moins flasques; le pouls un peu relevé. Mais l'urine, qui avait été examinée chaque fois qu'on avait pu la recueillir, contient, ce jour-là, un léger nuage albumineux; et ce qui nous préoccupe bien davantage, les pupilles sont très inégales.

Le surlendemain, à cinq reprises dans la journée, surviennent des convulsions générales épileptiformes, dans l'intervalle desquelles la résolution comateuse est absolue. Au moment de l'accès, la face se cyanose, un peu d'écume blanche paraît aux coins de la bouche; les membres, raidis, sont agités de brèves oscillations rythmiques, la respiration courte, inégale, le pouls imperceptible. La température du soir n'est pas prise ce jour-là, par crainte des attaques. (Glace sur la tête en permanence, vésicatoire à la nuque.) Le lendemain, l'état général est à peu près le même; mais il n'y a plus que deux crises, et encore sont-elles plus courtes et moins fortes que les premières.

Le jour suivant, vers la nuit, une seule attaque incomplète. Il y a évidemment amélioration. Et d'abord on ne constate aucune paralysie, ce qui est rassurant; de plus, la température baisse enfin. De fortes oscillations analogues à celles du stade amphibole, autour de 39°, nous paraissent d'un bon pronostic. La respiration est redescendue à 40; le pouls est à 120-130, facile à compter.

Pendant ces jours de crise, outre la glace et les vésicatoires, nous avons insisté sur les stimulants (alcool, éther, mixture de cannelle), parce que nous rattachions plus volontiers les accidents à la stase paralytique du sang noir dans les méninges, qu'à une méningite véritable.

A la date du 10 (25e jour), au moment où nous reprenions quelque espoir, survient une nouvelle complication : dans deux selles, on trouve du sang — sang noir, en petits caillots — évalué à deux cuillerées à bouche environ. Ce mélæna détermine aussitôt une chute de la température qui tombe à 37°5, et pendant plusieurs heures un état de dépression extrême, de collapsus, rendant imminente la syncope. Cette complication nous surprend d'autant plus que jusqu'ici les déterminations intestinales de la maladie ont paru fort bénignes.

Le ratanhia, le perchlorure de fer, la cannelle et l'alcool sont donnés par la bouche ou en lavements.

Malgré la faiblesse produite par cet accident, le lendemain une amélioration évidente se dessine. Le sang ne reparaît plus. Un peu de connaissance revient, semble-t-il. Nous faisons ajouter du jus de viande crue au bouillon de la malade, qui prend en même temps du malaga. Nous supprimons les vessies de glace. A partir de ce moment, nous gagnons chaque jour du terrain. Les pupilles sont égales, l'albumine a disparu, le pouls se relève, mais est maintenant très irrégulier, sans pourtant que le cœur nous paraisse malade.

Le 13, il semble que la malade cherche à distinguer des yeux son entourage. Le lendemain, elle nous tend la main, tire la langue. Elle s'alimente bien avec force jus de viande crue; le malaga aussi est bien accepté. Nous entrons en pleine convalescence : la température, après quelques oscillations nouvelles, se tient aux environs de 37°-38°; le pouls, à 80, est encore un peu irrégulier. Plus de râles bronchiques, ni de diarrhée.

Le 15 (30e jour de la maladie), l'enfant sourit, tend les bras. Deux jours après, elle dit déjà quelques mots, demande le vase. Les progrès vers la guérison sont constants. Nous avons à tempérer la fringale de notre convalescente. Aucun accroc — à part quelques grosses pustules d'ecthyma et des furoncles — ne vient enrayer la marche vers la guérison.

L'enfant se lève le 27, 42e jour de sa fièvre. A la fin du mois, elle est complètement remise et n'a plus qu'à céder aux exigences de sa voracité pour triompher de sa faiblesse et de sa maigreur excessives.

Peu après, on l'emmène à la campagne.

En résumé, un enfant de 6 ans contracte une fièvre typhoïde qui, après un début un peu insolite, revêt, pendant une semaine environ, les allures les plus silencieuses. Malgré une température s'élevant, pendant 5 jours de suite, à 40°, il n'y a aucun des symptômes nerveux qui accompagnent ordinairement l'hyperthermie; la maladie évolue sans manifestations générales, avec des troubles abdominaux insignifiants. Au moment où la fièvre commençait à baisser, survient, en coïncidence avec un très léger écart de régime, une nouvelle invasion de la maladie, — cette fois des plus graves. Pendant 12 jours, la fièvre, brusquement remontée, se tient à 40° ou au-dessus, sans rémissions matinales sensibles. Dès le début de cette reprise, l'adynamie s'installe. Elle se complique bientôt de symptômes ataxiques, puis, pendant deux jours, de convulsions générales, et enfin au 25e jour, d'une hémorrhagie intestinale passagère, qui nous marque la fin des accidents et le début de la convalescence. Pendant tout le cours de cette deuxième phase, les localisations intestinales et bronchiques restent remarquablement bénignes et nullement en proportion des symptômes généraux.

L'étiologie de ce cas est restée obscure; il n'y avait pas de fièvres typhoïdes à ce moment dans notre ville, où d'ailleurs la maladie est rare. L'eau consommée dans cette famille est excellente : elle sort du roc ; les cabinets — pour Épinal — ne sont pas mal installés ; l'appartement est au premier et bien aéré.

Le mode de début, brusque, simulant une indigestion, n'est pas rare chez les enfants. Barthez et Rilliet signalent les vomissements initiaux dans la moitié des cas. Le diagnostic est à ce moment impossible, d'autant plus que la constipation est fréquente et que la langue n'a rien de caractéristique (Cadet de Gassicourt).

Dans la première phase de la maladie, qui embrasse un cycle de 9 jours, nous retrouvons bien la forme « sans signes » si bien décrite par C. de Gassicourt.

En voyant cette malade jouant dans son lit, gaie par moment, se plaignant à peine, réclamant de la nourriture, puis dormant d'un bon sommeil, on avait peine à croire qu'elle était atteinte de fièvre typhoïde, avec 40° le soir pendant cinq jours ! Ce n'est qu'en l'examinant de plus près qu'on trouvait le ventre un peu tendu et douloureux à droite. Cette tolérance des enfants pour la haute température, déjà signalée par Maurice Raynaud, a été surtout mise en lumière par Cadet de Gassicourt. Mais quelle différence entre la tolérance à l'hyperthermie dans la fièvre typhoïde et dans la scarlatine, par exemple ! C'est que dans la première l'hyperthermie n'est que secondaire et peut exister plusieurs jours sans provoquer l'adynamo-ataxie ; au contraire, celle-ci, d'après le même auteur, est quelquefois très prononcée avec des températures moyennes.

Tous les médecins d'enfants, et en particulier Barthez et Rilliet et C. de Gassicourt, ont signalé le peu d'importance que prennent souvent les symptômes abdominaux, ce qui tient à ce que les lésions intestinales sont ordinairement moins profondes et moins étendues chez l'enfant que chez l'adulte.

A aucun moment, nous n'avons observé de taches rosées. Elles manqueraient environ dans un tiers des cas. Pour C. de Gassicourt, elles n'ont aucune valeur pronostique, tandis que pour Trousseau elles signifient : gravité, et pour Barthez et Rilliet : bénignité. Ces divergences indiquent qu'on ne peut encore aujourd'hui rien tirer de ce symptôme pour le pronostic.

On a peine à s'expliquer le brusque changement d'allures qu'a présenté la maladie à partir du 9e jour. Elle semblait en voie de s'amender ; la courbe thermique redescendait déjà. Faut-il voir là l'influence d'un léger écart de régime ? Mais en quoi et comment une tasse de chocolat a-t-elle pu régénérer le principe infectieux de la maladie ? Qu'une alimentation trop précoce détermine des complications abdominales, à la bonne heure ! Mais une reprise de la fièvre, mais l'adynamie ! il y a là de quoi s'étonner. Et pourtant des faits analogues sont cités ici et là dans les auteurs. Il est en tous cas bien difficile d'interpréter le rôle du microbe dans ce cas. Ce qui a caractérisé cette seconde fièvre — entée sur la première, — c'est l'intensité des phénomènes nerveux. L'adynamie n'est pas rare chez les enfants ; mais les troubles de la motilité sont exceptionnels et d'une extrême gravité. Barthez et Rilliet, sur 107 cas, n'ont observé que cinq fois la raideur du tronc, et ces cinq cas furent mortels. Les mêmes auteurs n'ont eu que trois cas de convulsions, dont un seul guérit.

La lumière est du reste loin d'être faite sur cette question des troubles nerveux dans la dothiénentérie infantile. Pour Hugues (*Des Accidents cérébro-spinaux de la fièvre typhoïde*; thèse de Paris, 1875), il ne s'agit nullement de complications méningitiques. Au contraire, Bouchut est disposé à attribuer à la méningite presque tous les désordres nerveux constatés au cours de la fièvre typhoïde chez les enfants. Pour M. L. Lereboullet (*Gaz. hebdom.*, 1877), des troubles cérébro-spinaux bien accentués, faisant invasion dans la période d'état, se rapportent presque certainement à la méningo-encéphalite.

Henoch (*Ueber den Typh. abdom. bei Kindesalter*; Berlin, 1877) signale l'extrême rareté de ces troubles nerveux et surtout des convulsions. Chez un enfant qui finit par guérir, West (*Trad. Archambaud*, Paris, 1875) les vit se reproduire deux fois de suite au milieu de la 3e semaine. Liebermeister (*Abdom. Typhus* in *Handbuch der spec. Path. und Therap.* von Ziemssen, Leipzig, 1876) n'a observé que six cas de convulsions; cinq malades moururent. Quelquefois, dit-il, les convulsions ou l'éclampsie dépendent de l'urémie.

Steiner (*Jahrbuch für Kinderkr.*, 1869) admet des cas où la fièvre typhoïde a été compliquée de méningite et d'hydrocéphale. Il indique comme symptômes prédominants l'agitation et souvent le coma, les convulsions et l'irrégularité du pouls. Elle peut guérir, mais rarement. D'Espine et Picot signalent les symptômes méningitiques (pupilles, convulsions) et spinaux (contractures) sans méningite.

Grisolles, Trousseau et Valleix ne mentionnent pas la méningite. C. de Gassicourt la dit exceptionnelle et toujours mortelle.

En somme, on ne saurait attribuer à une même cause, à une même lésion, les troubles nerveux de la fièvre typhoïde infantile : selon les cas, on pourra invoquer la gêne de la circulation, la viciation du sang ou l'inflammation.

Notre cas nous paraît plutôt se rapporter à la stase du sang et à sa dyscrasie déterminée autant par l'hyperthermie que par ce qu'on voudrait appeler la malignité du virus.

Nous nous arrêterons peu à l'hémorrhagie intestinale qui est survenue à la fin. C'est encore là un symptôme très exceptionnel chez les enfants, puisque Barthez et Rilliet ne l'ont jamais observé, et que M. Taupin, cité par eux, n'en a observé qu'un seul cas. Ce seul cas fut un cas mortel.

Cadet de Gassicourt dit que, pour son compte, ces hémorrhagies ont toujours justifié le pronostic bénin que leur ont attribué Trousseau et Graves. D'après notre observation, leur influence a été excellente sur la température. Mais, à en juger par l'extrême collapsus qui s'en est suivi, momentanément il est vrai, il paraît certain que, si elles s'étaient reproduites, elles auraient entraîné la mort.

— Nous n'avons plus que quelques mots à dire du traitement. Au début, la bénignité de la maladie ne nous a pas paru nécessiter les grands moyens : des lavements doux, des cataplasmes, un peu de quinine et la diète lactée en firent les frais.

Plus tard, nous eûmes à combattre l'adynamie et la fièvre par les préparations alcoolisées et les lotions vinaigrées froides, fréquemment renouvelées.

Nous avons résolument écarté les bains froids. D'abord, parce que la méthode de Brand n'a pas encore fait ses preuves dans la médecine des enfants, si tant est qu'elle les ait faites ailleurs ; ensuite, parce que l'état de dépression des forces de la malade aurait peut-être rendu périlleuses les nombreuses manipulations que cette méthode comporte. Nous l'avons bien vu, lorsqu'en présence de la raideur musculaire et de la carphologie, nous avons ordonné des bains tièdes à 30° : dès le second jour, au sortir du bain, la malade fut prise de lipothymies vraiment angoissantes. L'effet de ces bains sur l'ataxie fut cependant salutaire ; mais nous fûmes trop heureux de n'avoir plus à y recourir. A l'apparition des convulsions, la glace sur la tête laissée en permanence et des révulsifs à la nuque et aux tempes, nous ont paru indiqués, quelle que fût la signification exacte de ce symptôme. Enfin, pendant tout le cours de la seconde phase de la maladie, l'alcool et les stimulants furent administrés *largâ manu*. Ajoutons qu'à aucun moment l'alimentation par le lait et les bouillons légers ne fut suspendue et que, du jour où la température descendit pour la première fois au-dessous de 38°, le jus de viande crue fut donné et de suite très bien toléré.

En définitive, surtout chez un enfant, il nous paraît que ce qu'on peut faire de plus sûr en présence d'une fièvre typhoïde, c'est de soutenir sans cesse la nature aux prises avec le mal, et de se défendre de toute doctrine systématique, pour plier sa thérapeutique aux incidents si variés qui peuvent surgir.

Nancy, imprimerie Berger-Levrault et Cie.

www.ingramcontent.com/pod-product-compliance
Lightning Source LLC
LaVergne TN
LVHW012019170826
845678LV00004BA/1565
9782329618760